BEI GRIN MACHT SICH IHR WISSEN BEZAHLT

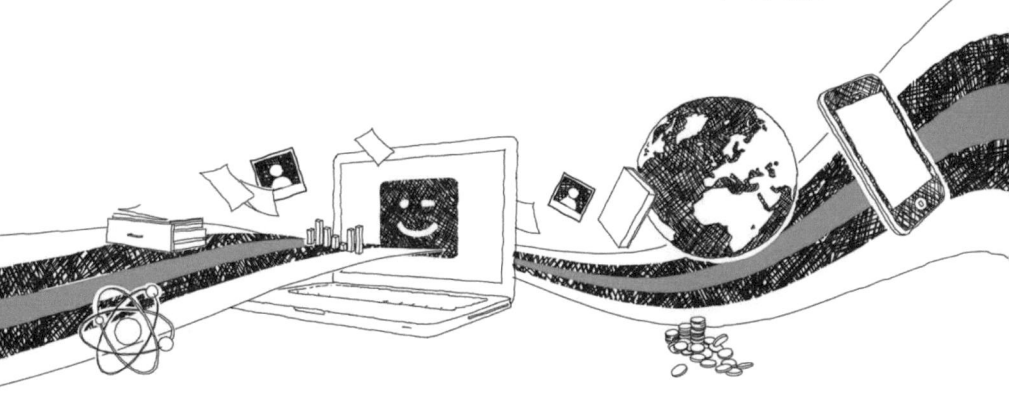
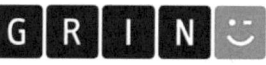

Lotte Habermann-Horstmeier

Verankerung von Chancengleichheit und Berücksichtigung soziokultureller Kontexte in den Gesundheitszielen des Bundeslandes Hessen

GRIN Verlag

Bibliografische Information der Deutschen Nationalbibliothek:

Die Deutsche Bibliothek verzeichnet diese Publikation in der Deutschen National-
bibliografie; detaillierte bibliografische Daten sind im Internet über http://dnb.d-
nb.de/ abrufbar.

Impressum:

Copyright © 2011 GRIN Verlag GmbH
Druck und Bindung: Books on Demand GmbH, Norderstedt Germany
ISBN: 978-3-656-27112-3

Dieses Buch bei GRIN:

http://www.grin.com/de/e-book/200975/verankerung-von-chancengleichheit-und-
beruecksichtigung-soziokultureller

Dr. med. Lotte Habermann-Horstmeier

Verankerung von Chancengleichheit und Berücksichtigung soziokultureller Kontexte in den Gesundheitszielen des Bundeslandes Hessen (D)

Leistungsnachweis im Kurs „Soziokulturelle Kontexte und gesundheitliche Chancengleichheit in Gesundheitsförderung und Prävention" (V206.20.11) im Master-Studiengang *Public Health* an den Universitäten Zürich, Bern und Basel (CH)

I. Ausgangslage

In Deutschland engagieren sich seit dem Jahr 2000 mehr als 70 Organisationen des Gesundheitswesens unter Beteiligung des Bundes und der Länder in einem Kooperationsverbund, dessen Aufgabe die Weiterentwicklung nationaler Gesundheitsziele ist. Der Verbund (Gesundheitsziele.de) empfiehlt darüber hinaus Maßnahmen zur Zielerreichung, seine Akteure setzen sich gemeinsam für die Umsetzung dieser Maßnahmen ein. In den letzten Jahren haben auch die deutschen Bundesländer eigene Gesundheitsziele entwickelt. Anders als z.b. Nordrhein-Westfalen oder Mecklenburg-Vorpommern steht Hessen noch am Anfang dieses Prozesses. Bislang wurden hier drei inhaltliche Schwerpunkte definiert: (1) Versorgungsstruktur, (2) Prävention von Volkskrankheiten, (3) Hospiz- und Palliativversorgung. Nach Auskunft der zuständigen Stelle, dem Hessischen Sozialministerium, befindet man sich derzeit noch im Ziel- und Maßnahmenfindungsprozess.

Der Fachbereich *Pflege und Gesundheit* an der Hochschule Z., vertreten durch die Studiendekanin Frau Prof. Dr. X. Y., möchte sich mit seinen Studiengängen *Public Health*, *Public Health Nutrition* und *Gesundheitsförderung* konstruktiv in diesen Prozess einbringen und mit einem Argumentarium die Berücksichtigung von Chancengleichheit und soziokulturellen Kontexten bei der Entwicklung der hessischen Gesundheitsziele nachdrücklich unterstützen. Frau Prof. X. Y. hat daher vorab telefonischen Kontakt mit Frau Dr. Katharina Maulbecker-Armstrong, der zuständigen Leiterin des Referats V8 Prävention am Hessischen Sozialministerium in Wiesbaden aufgenommen. Frau Dr. Maulbecker-Armstrong ist sehr an den vom Fachbereich *Pflege und Gesundheit* gesammelten Argumenten interessiert und bittet Frau Prof. Dr. X. Y., ihr das Argumentarium zu übersenden, um die aufgeführten Argumente bei der nächsten Sitzung mit dem hessischen Sozialminister Stefan Grüttner erörtern zu können.

II. Argumente zur Berücksichtigung von Chancengleichheit und soziokulturellen Kontexten bei der Entwicklung der hessischen Gesundheitsziele

Frau Prof. Dr. X. Y. sendet daher das folgende Argumentarium an Frau Dr. Katharina Maulbecker-Armstrong, Leiterin des Referats V8 Prävention, Hessisches Sozialministerium, Dostojewskistr. 4, D 65187 Wiesbaden.

Argumentarium
*zur Verankerung des Ziels der Verringerung sozial bedingter Ungleichheit von
Gesundheitschancen bei der Entwicklung von Gesundheitszielen im
Bundesland Hessen, insbesondere im inhaltlichen Schwerpunktbereich
´Prävention von Volkskrankheiten`*

erarbeitet vom

FB *Pflege und Gesundheit* der Hochschule Z.
unter der Leitung von Frau Prof. Dr. X. Y.

Hessen hat bei der Entwicklung eigener Gesundheitsziele einen Schwerpunkt im Bereich *Prävention von Volkskrankheiten* gesetzt. Nach Aussagen der WHO (2009) ist die sich derzeit weltweit epidemieartig verbreitende Adipositas die Hauptursache für chronische Erkrankungen und in deren Folge für die Erwerbsunfähigkeit der betroffenen Personen. In Deutschland sind 60% der Männer und 43% der Frauen übergewichtig, 16% der Männer und 14% der Frauen sogar adipös (Destatis 2010). Hier gehören Erkrankungen wie Diabetes mellitus Typ 2, Fettstoffwechselstörungen, Bluthochdruck, Herzinfarkt, Schlaganfall, periphere Durchblutungsstörungen und Arthrose, bei deren Auslösung Adipositas und Bewegungsmangel eine entscheidende Rolle spielen, zu den häufigsten chronischen Krankheiten („Volkskrankheiten"; RKI 2011). Herz-Kreislauf-Erkrankungen zählen zudem in Deutschland wie in der EU zu den drei häufigsten Todesursachen (Eurostat 2009). Vor allem aufgrund der sich ändernden Alterstruktur der Bevölkerung werden diese Krankheiten in Deutschland bis zum Jahr 2050 noch weiter und zum Teil erheblich zunehmen (Beske et al. 2009).

Wie stark soziokulturelle Faktoren das Auftreten von Übergewicht insbesondere bei Kindern beeinflussen, zeigen die Ergebnisse der KiGGS-Studie zur Gesundheit von Kindern und Jugendlichen in Deutschland (Schaffrath Rosario, Kurth 2006). Kinder aus Familien mit niedrigem sozialem Status sind häufiger adipös als Kinder aus Familien mit mittlerem oder gar hohem Sozialstatus. Auch Kinder aus Migrantenfamilien sind zu einem höheren Prozentsatz stark übergewichtig, insbesondere wenn ihre Familien aus dem

3

türkisch-arabischen Raum stammen. Diese Kinder und Jugendlichen haben also aufgrund ihrer familiären Herkunft nicht die gleichen Chancen wie andere Kinder und Jugendliche in Deutschland, gesund aufzuwachsen. Die sozial bedingte gesundheitliche Ungleichheit nimmt in Deutschland - ebenso wie in vielen unserer Nachbarländern - aber auch in anderen Bereichen derzeit weiter zu (Kunst et al. 2005).

Wir sind daher der Meinung, dass die Verankerung des Ziels einer Verringerung von sozial bedingter gesundheitlicher Ungleichheit bei der Formulierung von Gesundheits-zielen für das Land Hessen, insbesondere im bereits festgelegten Schwerpunkt *Prävention von Volkskrankheiten*, für die Einwohner des Landes von großer Relevanz ist und führen hierfür die folgenden Gründe an:

❖ Die Verankerung des Ziels der Verringerung sozial bedingter gesundheitlicher Ungleichheit in den Gesundheitszielen des Landes Hessen könnte ein wichtiger Schritt auf dem Weg zu einer nachhaltige Verringerung der gesundheitlichen Ungleichheit in Deutschland sein. Dies ist nach Lampert/Mielck 2008 jedoch nur durch eine umfassende Handlungsstrategie sowie ein breites Spektrum aufeinander abgestimmter politischer Maßnahmen zu erreichen. Hierzu gehört insbesondere auch die Verankerung in den Gesundheitszielen des Bundes und der Länder.

❖ Darüber hinaus erfolgt dadurch eine Einbindung in nationale und internationale Ziele, Projekte und Maßnahmen der Gesundheitsförderung und Prävention:

➢ Schon in der Verfassung der Weltgesundheitsorganisation (WHO 1946) wurde gesundheitliche Chancengleichheit als eines der zentralen Ziele formuliert. Seitdem findet sich diese vorrangige gesundheitspolitische Zielsetzung in verschiedenen Erklärungen und globalen Strategien der WHO und anderer Gesundheitsorganisationen. So formuliert z.B. das WHO-Rahmenkonzept *Gesundheit 21 – Gesundheit für alle im 21. Jahrhundert* 21 Ziele, über deren Erreichen sich „Gesundheit für alle" verwirklichen soll. Eines der wichtigsten Ziele ist die gesundheitliche Chancengleichheit (WHO 1998).

➢ Chancengleichheit, definiert als die Beseitigung von Ungleichheiten und die Erleichterung der Verwirklichung von Menschenrechten - einschließlich des Zugangs zu geeigneten Diensten für die am stärksten Benachteiligten, gehört ebenfalls zu den vier Leitprinzipien der Strategie der *Europäischen Region zur Förderung der Gesundheit und Entwicklung von Kindern und Jugendlichen* (Der Europäische Gesundheitsbericht 2005).

➢ Auch im *White Paper on a Strategy for Europe on Nutrition, Overweight and Obesity related health issues* der Europäischen Union (EU 2007) wird auf die Rolle des

4

soziokulturellen Kontexts bei der Entstehung der Adipositas und ihrer Folgekrankheiten hingewiesen und gesundheitliche Chancengleichheit eingefordert.

➤ Als besonders wichtiges Argument erscheint es uns, dass soziokulturelle Aspekte und damit auch die unterschiedlichen gesundheitlichen Chancen von Kindern und Jugendlichen in Deutschland im „Nationalen Gesundheitsziel *Gesund aufwachsen: Lebenskompetenz, Bewegung, Ernährung*" des Kooperationsverbundes *gesundheitsziele.de* mehrfach thematisiert werden (BMG 2010).

➤ Weiterhin wird im Nationalen Aktionsplan *IN FORM - Deutschlands Initiative für gesunde Ernährung und mehr Bewegung* gefordert, konkrete Angebote für Menschen und Bevölkerungsgruppen zu schaffen, die bisher kaum Zugang zu gesundheitsförderlichen Angeboten hatten. Die Gesundheitsinitiative der bundesdeutschen Ministerien für Ernährung, Landwirtschaft und Verbraucherschutz sowie für Gesundheit sieht sich hier in einer Vorbildfunktion für Bund, Ländern und Kommunen. Das Bundesministerium für Gesundheit fördert darüber hinaus „Aktionsbündnisse Gesunde Lebensstile und Lebenswelten" und nimmt damit Bezug auf die Ziele des Nationalen Aktionsplans IN FORM. Durch die Förderung dieser Initiativen soll zugleich ein Beitrag zur Verringerung gesundheitlicher Ungleichheiten geleistet werden. Die meisten Angebote und Maßnahmen richten sich an Kinder und Jugendliche, es werden aber z.B. auch Migranten/-innen und ältere Menschen angesprochen (BMELV, BMG 2008).

➤ Auch der 2003 von der Bundeszentrale für gesundheitliche Aufklärung (BZgA) initiierte Kooperationsverbund „Gesundheitsförderung bei sozial Benachteiligten", der derzeit 53 Akteure im Bereich der Gesundheitsförderung umfasst, hat zum Ziel, gesundheitliche Chancengleichheit in Deutschland als Querschnittsaufgabe zu stärken, zum Leitbild zu machen und in der Praxis vor Ort zu verankern (Gesundheitsförderung bei sozial Benachteiligten 2006). Im *Regionalen Knoten Hessen* liegt der Arbeitsschwerpunkt im Bereich der Gesundheitsförderung für sozial benachteiligte Kinder und Jugendliche.

❖ Darüber hinaus legt das deutsche Sozialgesetzbuch (§ 20 SGB V Prävention und Selbsthilfe, 1. Ab-satz; o.J.) fest, dass die Krankenkassen in ihren Satzungen Leistungen zur primären Prävention vorsehen sollen, die den allgemeinen Gesundheitszustand verbessern und insbesondere einen Beitrag zur Verminderung sozial bedingter Ungleichheit von Gesundheitschancen leisten sollen.

❖ Für die Akteure im Gesundheitswesen sind klar definierte, vom Bund und den Ländern anerkannte Ziele von großer Bedeutung, damit sich untergeordnete Stellen darauf berufen können. Projekte zur Verringerung gesundheitlicher Ungleichheit können leichter durchgesetzt werden, wenn dies als Aufgabe in den hessischen Gesundheitszielen verankert ist.

❖ Durch die Berücksichtigung des Ziels der Verringerung gesundheitlicher Ungleichheit bei der Formulierung der hessischen Gesundheitsziele ließe sich eine intensivere Einbindung zukünftiger hessischer Gesundheitsprojekte in nationale und internationale Projekte und Maßnahmen einschließlich einer verstärkten Förderung durch nationale und internationale Institutionen erreichen.

❖ Eine hierdurch forcierte intensive Vernetzung der Akteure der Gesundheitsförderung und Prävention auf den verschiedenen Ebenen könnte Hessen zu einem Modell-Bundesland in Deutschland machen, was über einen Prestigegewinn hinaus den regierenden Parteien auch zusätzliche Wählerstimmen bringen könnte.

❖ Wir haben eingangs gesehen, dass heute insbesondere Kinder und Jugendliche aus sozial schwachen Familien und/oder mit Migrationshintergrund von Adipositas betroffen sind. Um einen starken Anstieg der Folgeerkrankungen zu begrenzen, müssen hier nicht zuletzt auch aus finanziellen Gründen frühzeitig Gesundheitsförderungs- und Präventionsmaßnahmen ergriffen werden. Wir gehen davon aus, dass dadurch später ein Vielfaches an Kosten (z.B. bei Krankenkassen- und anderen Sozialleistungen) eingespart werden kann. So haben z.B. stark übergewichtige Jugendliche heute schon u.a. infolge frühzeitig auftretender Folgeerkrankungen Probleme beim Berufseinstieg. Sie fallen dann in Zukunft als Lohn- und Einkommenssteuerzahler/-innen sowie als Einzahler/-innen in die Sozialkassen aus und sind unter Umständen lebenslang auf Transferleistungen angewiesen (Leyk et al 2008). Darüber hinaus haben sie Probleme bei der Partnerfindung/Familiengründung, sodass sie voraussichtlich weniger Nachkommen haben werden. Aufgrund der heutigen Situation wissen wir zudem, dass Nachkommen von Transferhilfeempfänger/-innen dann, wenn sie nur über eine geringe Bildung verfügen, ebenfalls überdurchschnittlich häufig auf Transferleistungen angewiesen sind (Destatls 2005).

❖ Durch die Verringerung sozial bedingter gesundheitlicher Ungleichheit ließen sich bei den Beteiligten jedoch andererseits Ressourcen mobilisieren, die wiederum auch der Gesellschaft in vielerlei Hinsicht zugute kämen. Dies haben insbesondere Projekte wie das auch in Hessen vertretene Projekt „MiMi – Mit Migranten für Migranten – Interkulturelle Gesundheit in Deutschland", das vom Ethno-Medizinischen Zentrum e.V. in Hannover entwickelt wurde, schon vielfach bewiesen (MiMi o.J.).

❖ Schließlich gibt es bereits in anderen Ländern einige Beispiele dafür, dass Gesundheitsförderungs-Maßnahmen nachweisbar zu einer Verringerung von gesundheitlicher Ungleichheit bei Kindern geführt haben (Mielck et al. 2000).

Aus diesen Gründen sind wir der Meinung, dass das Ziel der Verringerung sozial bedingter Ungleichheit von Gesundheitschancen ein wichtiger Eckpunkt in der gesundheitspolitischen Entwicklung des Landes Hessen sein sollte und plädieren daher dafür, dieses Ziel bei der Entwicklung der Gesundheitsziele unseres Bundesland mit zu berücksichtigen.

Prof. Dr. X Y
als Vertreterin des FB *Pflege und Gesundheit* der HS Z

III. Literatur:

Beske F, Katalinic A, Peters E, Pritzkuleit R (2009) Morbiditätsprognose 2050. Ausgewählte Krankheiten für Deutschland, Brandenburg und Schleswig-Holstein. Schriftenreihe/Fritz Beske Institut für Gesundheits-System-Forschung Kiel, Vol. 114, Kiel

BMELV/BMG – Bundesministerium für Ernährung, Landwirtschaft und Verbraucher-schutz/Bundes-ministerium für Gesundheit (2008) IN FORM - Deutschlands Initiative für gesunde Ernährung und mehr Bewegung. Nationaler Aktionsplan zur Prävention von Fehlernährung, Bewegungsmangel, Übergewicht und damit zusammenhängenden Krankheiten.
http://www.in-form.de/cln_099/nn_1320822/SharedDocs/Downloads/Broschuere-NAP-IN-FORM,templateId=raw,property=publicationFile.pdf/Broschuere-NAP-IN-FORM.pdf.
(Accessed 16 March 2011)

BMG – Bundesministerium für Gesundheit (2010) Nationales Gesundheitsziel *Gesund aufwachsen: Lebenskompetenz, Bewegung, Ernährung*; gesundheitsziele.de - Kooperationsverbund zur Weiterentwicklung des nationalen Gesundheitszieleprozesses http://www.gesundheitsziele.de//cms/medium/572/Nationales_Gesundheitsziel_Gesund_auf wachsen.pdf. (Accessed 16 March 2011)

Destatis (2006) Armut und Lebensbedingungen. Ergebnisse aus LEBEN IN EUROPA für Deutschland 2005, Statistisches Bundesamt Deutschland;
http://www.destatis.de/jetspeed/portal/cms/Sites/destatis/Internet/DE/Presse/pk/2006/EU-Silc/Pressebroschuere__EU__Silc,property=file.pdf. (Accessed 16 March 2011)

Destatis (2010) Mehr als jeder Zweite in Deutschland hat Übergewicht. Pressemitteilung Nr. 194 vom 02.06.2010, Statistisches Bundesamt Deutschland;
http://www.destatis.de/jetspeed/portal/cms/Sites/destatis/Internet/DE/Presse/pm/2010/06/PD 10__194__239,templateId=renderPrint.psml. (Accessed 16 March 2011)

EU – Commission Of The European Communities (2007) White Paper on a Strategy for Europe on Nutrition, Overweight and Obesity related health issues. {SEC(2007) 706}, {SEC(2007) 707}
http://ec.europa.eu/health/archive/ph_determinants/life_style/nutrition/documents/nutrition_w p_en.pdf. (Accessed 16 March 2011)

Der Europäische Gesundheitsbericht (2005) Maßnahmen für eine bessere Gesundheit der Kinder und der Bevölkerung insgesamt. Weltgesundheitsorganisation, WHO-Regionalbüro für Europa, Kopenhagen http://www.euro.who.int/__data/assets/pdf_file/0004/82444/E87325G.pdf. (Accessed 16 March 2011)

Eurostat – European Commission (2009) Health statistics – Atlas on mortality in the European Union, 2009 edn., European Communities, Luxembourg; http://epp.eurostat.ec.europa.eu/cache/ITY_OFFPUB/KS-30-08-357/EN/KS-30-08-357-EN.PDF. (Accessed 16 March 2011)

Gesundheitsförderung bei sozial Benachteiligten (2006) Gemeinsame Erklärung des Kooperationsverbundes Gesundheitsförderung bei sozial Benachteiligten anlässlich des vierten Treffens des Kooperationsverbundes am 10. November 2006 in Köln http://www.gesundheitliche-chancengleichheit.de/?uid=d25ab3208c6fa58b9fa7674451a3af4d&id=mainb. (Accessed 16 March 2011)

Kunst AE, Bos V, Lahelma E et al. (2005) Trends in socioeconomic inequalities in self-assessed health in 10 European countries. International Journal of Epidemiology, International Journal of Epidemiology 34(2):295-305

Lampert T, Mielck A (2008) Gesundheit und soziale Ungleichheit. Eine Herausforderung für Forschung und Politik. G + G Wissenschaft (GGW) 8(2):7-16

Leyk D, Rüther T, Wunderlich M, Heiss A, Küchmeister G, Piekarski C, Löllgen H (2008). Sportaktivität, Übergewichtsprävalenz und Risikofaktoren: Querschnittstudie mit mehr als 12500 Teilnehmern im Alter von 16 bis 25 Jahren. Deutsches Ärzteblatt 105(46):793-800

Mielck A, Graham H, Bremberg S (2000). Armut macht auch Kinder krank. Können Strategien der Gesundheitsförderung gesundheitliche Chancengleichheit schaffen? Empirische Ergebnisse aus Westeuropa. 6. bundesweiter Kongress ´Armut und Gesundheit´. Berlin, 1.-2. Dez. 2000

MiMi – Das Gesundheitsprojekt mit Migranten für Migranten. Migration – Service – Gesundheit. Ethno-Medizinisches Zentrum e.V., Hannover (o.J.) http://ethno-medizinisches-zentrum.de/index.php?option=com_content&view=article&id=15&Itemid=13. (Accessed 16 March 2011)

9

RKI – Robert Koch-Institut (2011) Daten und Fakten: Ergebnisse der Studie »Gesundheit in Deutschland aktuell 2009«. Beiträge zur Gesundheitsberichterstattung des Bundes. Robert Koch-Institut, Berlin

Schaffrath Rosario A, Kurth BM (2006) Die Verbreitung von Übergewicht und Adipositas. KiGGS Symposium am 25.09.2006. Robert Koch-Institut, Berlin; http://www.kiggs.de/experten/downloads/dokumente/ppt_adipositas.pdf. (Accessed 16 March 2011)

Sozialgesetzbuch der Bundesrepublik Deutschland, Fünftes Buch: Gesetzliche Krankenversicherung, § 20 SGB V Prävention und Selbsthilfe (o.J.) http://www.sozialgesetzbuch-sgb.de/sgbv/20.html. (Accessed 16 March 2011)

WHO – Weltgesundheitsorganisation (1946) Verfassung der Weltgesundheitsorganisation http://www.gesetze.ch/sr/0.810.1/0.810.1_000.htm. (Accessed 16 March 2011)

WHO – Weltgesundheitsorganisation (1998) Gesundheit 21: Eine Einführung zum Rahmenkonzept „Gesundheit für alle" für die Europäische Region der WHO; http://www.euro.who.int/document/EHFA5-G.pdf. (Accessed 16 March 2011)

WHO – World Health Organization (2009) Obesity and Overweight. Factsheet; http://www.who.int/hpr/NPH/docs/gs_obesity.pdf. (Accessed 16 March 201)